L'ÉDUCATION MÉDICALE

DE LA FEMME

PAR

Le Dr CANCALON

EXTRAIT

De la REVUE OCCIDENTALE

(Nº du 1er Juillet 1897).

VERSAILLES

IMPRIMERIE AUBERT

6, Avenue de Sceaux. 6

1897

L'ÉDUCATION MÉDICALE

DE LA FEMME (1)

I

Au commencement de l'année 1885, l'éminent hygiéniste Rochard faisait, en pleine Académie de médecine, la prédiction que, si la situation se prolongeait, la France était appelée à tomber, en 50 ans, au rang de 7ᵉ puissance.

Or, la situation se prolonge et malgré les progrès incontestables, mais bien insuffisants de l'hygiène, nous nous acheminons vers la réalisation de cette prophétie fondée sur l'implacable statistique.

Il existe dans chaque mairie française deux registres destinés à inscrire l'un les naissances et l'autre les décès. L'un est le doit et l'autre l'avoir, et la balance se solde par un déficit !

Voilà un des plus urgents problèmes de l'heure présente, celui à la solution duquel doivent s'appliquer tous les hommes compétents, et même simplement (c'est ma seule prétention), tous les cœurs ouverts aux préoccupations patriotiques.

A l'anémie croissante de notre organisme national on oppose deux thérapeutiques différentes qui ne sont heureusement pas contradictoires.

---

(1) Ce sujet a été l'objet de deux conférences par l'auteur, l'une à la mairie de la rue Drouot et l'autre à la Société d'Enseignement positiviste, 10, rue Monsieur-le-Prince. Cet article en est le résumé.

Les uns pensent qu'il faut s'attacher à augmenter le chiffre des naissances ; les autres soupèsent le registre des décès et le trouvent beaucoup trop lourd.

Les économistes s'en prennent presque exclusivement au défaut de natalité. Il leur semble plus facile d'obtenir un accroissement des naissances qu'une réduction des décès. La maladie et la mort sont volontiers regardées comme des phénomènes inévitables, d'un caractère fatal et presque divin. Les naissances, au contraire, paraissent dépendre de la seule bonne volonté, du caprice même.

Nous craignons que ce ne soit une erreur, et que, malgré de patriotiques exhortations, malgré l'appât de primes, et bien que le remède paraisse tout d'abord simple et facile, les couples français persistent à être de parcimonieux reproducteurs.

La préoccupation n'est pas nouvelle et l'histoire nous démontre que c'est là un phénomène social difficile à diriger, car il dépend de circonstances très complexes (1).

Tout en faisant des vœux pour la réussite des efforts qui sont dirigés dans ce sens, nous pensons qu'il faut s'adresser surtout au phénomène le plus modifiable, c'est-à-dire faire tout le nécessaire pour restreindre la maladie et la mort. Sur ce terrain, on aura du moins pour alliés l'intérêt personnel de chacun et aussi le grand amour des parents pour les enfants. . . . . . . quand ils sont venus.

Il ne faut pas que les mesures d'hygiène publique prises dans les villes, depuis une dizaine d'années, et les résultats fort remarquables qui ont été obtenus par la diminution des maladies contagieuses fassent illusion. Il reste encore beaucoup à faire, trop à faire pour que nous partagions, malgré sa grande autorité, l'opinion de M. le Dʳ Bertillon quand il affirme (2) que la mortalité française n'est plus guère réductible. Il en donne comme raison qu'elle est la plus favorable

---

(1) Sans la concurrence des races et des peuples ce problème devrait être envisagé tout autrement. Comme on l'a montré ici-même, une famille, un peuple ne ferait pas preuve d'infériorité, en limitant avec prévoyance le nombre de ses enfants, à condition de ne jamais aller jusqu'à la dépopulation progressive.

(2) *Temps,* 17 mars 1897.

sous la même latitude. Mais peut-il en être autrement, en raison du nombre moindre des naissances, la mortalité portant surtout sur le premier âge ?

Il suffit de se reporter au mémoire que M. Monod, alors préfet du Calvados, publia en 1884, après une visite à l'exposition d'hygiène de Londres, sur l'*Administration de l'hygiène publique en France et à l'étranger*, pour avoir la conviction que l'organisation de l'hygiène est encore à l'état d'ébauche.

Ni le pouvoir central n'est armé pour contraindre les municipalités, ni les municipalités pour triompher de l'ignorance et de l'insouciance individuelle.

Quand il s'est agi d'hygiène internationale, la France a été la première parmi les nations initiatrices ; quand il s'agit de son seul intérêt, elle vient après les autres.

Dans ce grand péril où nous sommes de voir notre pays ne compter bientôt plus que comme un appoint dans la politique planétaire, nous hésitons à imiter les pays de Self Government qui n'ont pas craint, eux, d'attenter à la liberté pour combattre et faire reculer l'ennemi commun : la mort. La désinfection n'est pas encore obligatoire (1)! Après l'exemple de la Suède et de la Norwège, nous attendons encore celui de la Russie, avant de prendre contre l'alcoolisme des mesures de salut public.

Non pas qu'il faille compter exclusivement sur l'intervention des pouvoirs publics et croire que tout sera sauvé lorsqu'on aura édicté des décrets et créé de nouveaux fonctionnaires. Je suis, au contraire, et depuis longtemps, convaincu que la réforme de l'hygiène est une question de persuasion, d'éducation, de mœurs. Il y faut la simultanéité des mesures et la connivence des volontés.

Il faut surtout instruire, convaincre et gagner les femmes. L'ignorance dans laquelle nous laissons la jeunesse et en particulier les jeunes filles des vérités les plus utiles à la conservation de l'individu et de la famille est un facteur considérable de la mortalité collective.

(1) Elle n'est même plus gratuite, dans le département de la Seine, pour les indigents.

J'ai depuis longtemps formulé cette opinon dans des écrits, je l'ai mise en pratique dans mon modeste milieu, en donnant sous toutes les formes des leçons publiques. J'ai donc quelque expérience de la question et j'espère que ce ne sera pas abuser de votre attention que d'essayer de vous gagner à ma conviction.

II

Qu'il existe un programme d'éducation sans qu'un chapitre important de ce programme ait pour objet d'enseigner à chaque individu à protéger sa vie, à éviter les maladies, à améliorer par l'hygiène la constitution qu'il a reçue de ses parents et qu'il a le primordial devoir de transmettre sans déchéance à ses descendants, c'est assurément une des meilleures preuves que notre espèce est encore bien éloignée de la maturité et de la raison.

La question est une de celles qui ne peuvent être bien posées que si on les envisage au point vue de la famille. C'est dans la famille (qui est le véritable élément ou, pour emprunter à la biologie une expression, le microorganisme social), que se fait la première et essentielle division du travail, que s'établit la convergence nécessaire des fonctions, sans lesquelles il n'y a ni ordre ni progrès.

Si nous avons une idée claire du rôle qui incombe à la femme au point de vue de l'hygiène comme de la médecine, dans le groupe familial, nous serons par cela même fixés sur l'étendue et les limites des connaissances qui lui sont nécessaires et que nous demandons pour elle. Car il ne s'agit pas, bien entendu, de faire de chaque femme un médecin, il s'agit simplement de donner à chaque femme, autant que la science le permet, des notions simples, claires et précises sur le rôle qu'elle est appelée à remplir et qu'elle remplira forcément bien ou mal, selon qu'elle sera bien ou mal informée.

Si l'on peut faire davantage, tant mieux ! et peut-être la médecine se condensera-t-elle un jour en des formules plus générales et plus simples ; mais pour le moment elle est infiniment trop complexe pour que, à moins d'en faire une étude qui absorbe la vie, on puisse avoir l'ambition raisonnable d'empiéter sur le médecin.

Je ne nie pas, bien entendu, que beaucoup de femmes puissent devenir des médecins et acquérir autant de science que les hommes. Les exemples en sont notoires. Je salue en de telles femmes des confrères distingués et je les plains de se vouer à notre dur labeur. Mais ce sont là des exceptions et je parle de la mère de famille en général.

Celle-ci a des devoirs nombreux et complexes, mais qui s'exercent dans le cercle de la famille dont elle est la providence active et cachée. Dans une société bien ordonnée, elle ne devrait jamais, suivant le principe posé par Auguste Comte, avoir besoin d'exercer une profession. Son rôle est assez grand pour absorber toute son activité et assez beau pour satisfaire toutes ses ambitions : il est conforme à sa vocation de dévouement et d'amour et jamais aucun succès intellectuel ne saurait lui donner d'aussi vives satisfactions.

Mais, bien que la femme ne puisse ni ne doive, en général, viser à être médecin, elle n'en a pas moins, qu'on le veuille ou non, un rôle médical à remplir.

A moins de rester dans le vague des généralités nous devons définir avec exactitude ce rôle nécessaire de la mère de famille, en énumérer les divers actes et il nous sera facile ensuite, nous l'espérons du moins, de démontrer qu'il est indispensable et possible de donner aux femmes l'instruction qu'il comporte.

On peut résumer en quatre ou cinq chapitres ce que toute femme doit savoir :

1° Elle doit d'abord être à même de trancher la question suivante : quand faut-il prendre des mesures de précaution et appeler le médecin, et par conséquent pouvoir reconnaître l'état de maladie ?

2° Dans les cas de réelle urgence, elle doit pouvoir suppléer le médecin et donner les premiers soins ;

3° et 4° Elle doit savoir exécuter correctement les ordonnances et pouvoir soigner elle-même les maux sans importance pour lesquels il serait exagéré d'appeler le médecin ;

5° Elle doit posséder de suffisantes notions d'hygiène.

C'est une question préjudicielle de la plus haute importance que celle de décider si l'on appellera le médecin.

Ce premier et indispensable diagnostic, je l'ai appelé *le diagnostic de la mère de famille* (1) et c'est un problème qui revient souvent dans un groupe un peu nombreux. Je voudrais que la mère de famille sût le trancher sans trop d'erreurs. C'est peut-être le point de son rôle qui exige le plus de tact et il ne fait pas partie du programme des études d'une jeune femme, même très cultivée !

La guérison dépend souvent de la solution qui intervient, et cette solution, vous le savez, est donnée par l'entourage au gré des erreurs, des préjugés et de l'ignorance traditionnels. Tantôt on s'affole pour une apparence de maladie et tantôt on méconnaît un danger réel.

Pourquoi les femmes ne savent-elles pas toutes appliquer le thermomètre et prendre exactement une température ? Ce seul point éclaircirait une foule de cas. On ne laisserait pas s'établir peu à peu et sans défiance une fièvre typhoïde (2).

Pourquoi ne compteraient-elles pas les pulsations du pouls avec exactitude et n'en constateraient-elles pas les irrégularités ?

Pourquoi n'exploreraient-elles pas la gorge de leurs enfants ?

Pourquoi ignorent-elles la valeur de certains signes précoces des maladies chroniques à marche insidieuse, tels que l'amaigrissement, l'essoufflement, l'œdème ?

Si la maladie ne se manifeste pas par des symptômes douloureux ou certains signes bruyants, elle est méconnue : la

(1) Voir la *Nouvelle Revue* du 1er janvier 1897. Le diagnostic de la mère de famille par le Dr Cancalon.

(2) Il n'est pas au dessus de l'intelligence d'une enfant de 14 à 15 ans de prendre avec exactitude la température d'un malade et même d'établir la courbe de la fièvre, renseignement très important non seulement comme diagnostic de l'état de maladie, mais aussi comme commémoratif de la marche de la fièvre

pleurésie, sans point de côté, la phtisie pulmonaire, sans hémioptysie, la diphtérie, sans douleur à la gorge, l'alcoolisme sans *delirium tremens* ne sont pas ou sont trop tardivement soignés.

Voilà donc un premier chapitre de notre programme d'enseignement dont, je l'espère, on ne contestera pas l'utilité : apprendre dans la mesure du possible comment débutent les maladies. On peut, on doit dégrossir un peu sur ce point l'ignorance, car il restera toujours une foule de cas douteux. Mais dans ces cas douteux, dont nous ne méconnaissons ni la fréquence ni la difficulté et qui échapperont toujours à la compétence des personnes étrangères à la profession, on enseignera qu'il est prudent d'appeler le médecin, car c'est une fatale erreur que d'attendre pour cela *que la maladie soit bien déclarée;* notre art est bien mieux armé pour prévenir que pour guérir.

Un deuxième chapitre que la critique la plus difficile ne saurait retrancher de notre modeste programme embrasse les nombreux accidents dans lesquels il faut porter un prompt secours au malade en attendant le médecin. En ces circonstances critiques, où le besoin d'agir, de porter secours est irrésistible, il est tout à fait nécessaire que chacun sache avec précision ce qu'il doit faire et ce qu'il doit éviter de faire, en chaque cas particulier.

Les accidents : contusions, entorses, luxations, fractures, les morsures d'animaux suspects, les brûlures, les hémorragies, les syncopes, les convulsions, les asphyxies, les empoisonnements forment autant de paragraphes de ce chapitre.

Il ne faut pas, comme cela arrive journellement, qu'on relève un blessé qui s'est fait une fracture de façon à compromettre l'avenir de cette fracture, qu'on panse une blessure au mépris de la propreté, qu'on perde, en cas de morsure par un chien suspect, 24 heures en soins pharmaceutiques ; il ne faut pas qu'en présence d'un noyé on ignore la pratique de la respiration artificielle.

Je n'insiste pas et ne ferai également qu'indiquer les chapitres suivants.

Une jeune femme ne sait en général ni soigner les petits maux et les indispositions, ni même exécuter les ordonnances du médecin. Si elle n'a pas sa mère ou une femme plus âgée pour la conseiller elle est le plus souvent dans le plus grand embarras. Elle n'apprend que peu à peu, au hasard des circonstances et d'après les inspirations d'un entourage souvent imbu des plus sots préjugés, tout ce qui concerne son rôle de garde-malade.

Les femmes aussi avaient leur petite médecine traditionnelle, legs des autres âges, et cette médecine a été ou doit être remplacée par des pratiques conformes aux découvertes récentes. La charpie qu'elles effilaient, les bandes qu'elles ourlaient, les pommades et les collyres de leur recette, tout cela doit être abandonné au nom de l'antisepsie, et remplacé par des substances nouvelles dont elles doivent connaître l'action.

Elles doivent être initiées, pour cette médecine familiale, à la grande réforme de l'asepsie et de l'antisepsie.

Ce programme n'est certes pas ambitieux, c'est tout simplement de l'instruction primaire et tout au plus le strict nécessaire.

Mais il est une partie de la science qui fort heureusement a pris une extension considérable et à laquelle il importe peut-être encore plus que les femmes soient initiées; c'est l'hygiène. Comment pourrait-on hésiter à leur inculquer une notion des principes sur lesquels se fonde aujourd'hui la prophylaxie des maladies, à leur apprendre ce qu'est la contagion, l'infection, l'importance de l'isolement et des désinfections?

Il y a une hygiène collective de la famille qui a bien elle aussi sa frontière à défendre contre les contagions.

Dans le choix d'une installation, on doit s'inspirer des préoccupations d'ordre sanitaire : l'aération, la lumière, etc.

La mère de famille fait le menu des repas, elle le fait avec la juste préoccupation de l'économie nécessaire et du confort possible. — Ce serait parfait si on lui avait appris à y joindre le souci de l'hygiène. Il se commet, sur ce point, bien des erreurs, même à la table de famille (1).

La mère serait profondément intéressée par l'hygiène propre à chaque âge, depuis l'enfant qui lui tient par toutes les fibres jusqu'au vieillard que l'âge a rendu aussi fragile que l'enfant.

L'utilité de cette éducation de la femme dépasse le but immédiat d'une préservation actuelle, puisqu'elle est non seulement la providence des siens dans le présent, mais l'éducatrice des générations futures.

Par elle seront habitués les enfants aux pratiques de l'hygiène en attendant qu'on leur en démontre le bien fondé.

Cette première éducation qui crée les habitudes et les bons préjugés ne peut venir que d'elle.

Prenons un exemple. Tous les hygiénistes savent combien l'habitude de cracher partout peut être meurtrière. Pour que la réforme s'établisse, il faut que l'acte de cracher par terre soit puni dès l'enfance et qu'il disparaisse comme d'autres gestes toujours réprimés.

Les contagions, les abus de régime ne sont pas les seules portes par où la maladie entre dans les familles. — Jeunes gens et jeunes filles devraient avoir une notion claire des lois de l'hérédité et savoir que dans le mariage il y a autre chose que l'association de deux situations et de deux fortunes, mais l'alliance de deux sangs, de deux santés, de deux moralités, de deux hérédités et qu'il faut se marier en vue d'avoir des enfants sains, bien doués, sans tare morale ou physique (2).

C'est par ignorance, encore plus que par pudeur que la mère ne donne pas à son fils les avertissements nécessaires, avant qu'il ait commis d'irréparables fautes et ne le prévient pas des conséquences directes de ces fautes et de leurs

(1) Voir l'*Hygiène nouvelle dans la famille*, par le Dr Cancalon, préface du Dr Dujardin-Beaumetz (Société d'Éditions scientifiques).

(2) Le dogme si fondamental de l'hérédité donne une base scientifique au respect du passé qui se perd et à l'amour de l'enfant qui dévie en une imprévoyante idolâtrie

conséquences prolongées. Combien de jeunes gens ignorent
que bien avant le mariage nous-portons en nous la responsa-
bilité de notre descendance et que tels vices, telles impru-
dences sont un crime contre notre race !

III

Ceux à qui le titre de cette conférence pouvait faire
craindre que je voulusse faire sortir la femme de son rôle de
mère de famille peuvent être rassurés. Nous prétendons simplement l'y fortifier, l'y rendre encore plus prépondérante,
armer de science pratique son affection d'épouse, sa tendresse
de fille, son dévouement et sa prévoyance de mère. Nous
pensons que c'est là un préambule nécessaire pour la réforme
de l'hygiène et des mœurs et la réduction de la mortalité.

Mais demander une réforme n'est rien, si elle n'est que dé-
sirable, il faut encore qu'elle soit possible, et le meilleur
moyen de démontrer qu'elle est possible, c'est de prouver
qu'il existe une tendance spontanée des esprits à sa réalisation, qu'il ne reste pour ainsi dire qu'à systématiser ce qui se
fait sans conscience précise du but à atteindre.

Un des traits caractéristiques de notre époque, est la curiosité du public pour les choses de la médecine, il écoute, il
interroge volontiers, il lit les comptes rendus des académies,
il dévore les nombreux articles de journaux où trop souvent
sous des apparences scientifiques et désintéressées se dissi-
mule une réclame habile. Des thèses médicales sont discutées
au théâtre et les romans en sont pleins.

Cette curiosité est, en somme, parfaitement légitime. On
doit l'utiliser et lui donner des satisfactions moins illusoires
que celles qui lui sont offertes.

Cette disposition de l'opinion publique nous est une ga-
rantie qu'elle approuverait de voir introduire dans le programme des études primaires de filles quelques notions pra-

tiques de médecine. On les proportionnerait, bien entendu, à l'intelligence des enfants de 12 à 14 ans et dans le programme dont nous avons donné ci-dessus les grandes lignes il ne serait pas difficile de trouver matière à un enseignement primaire d'une sérieuse portée pratique, et à quelques *leçons de choses* pleines d'intérêt (1). C'est de tout l'enseignement qu'on donne à ces fillettes la partie qui correspondrait le mieux à leurs instincts si précoces de compassion et de dévouement maternels.

Mais on m'objectera que le programme des études primaires est déjà trop chargé pour y ajouter encore. En effet, je le crains et même j'en suis sûr, mais ce dont je suis sûr aussi, c'est que ce programme pourrait être allégé de choses superflues. Il en est de l'instruction des jeunes filles, comme de leur vêtement, c'est beaucoup une toilette, on sacrifie à l'ornement. — Ne nous en plaignons pas trop, mais réclamons en faveur de ce qui serait une force et une sauvegarde.

Pour que les maîtresses puissent donner cet enseignement aux enfants de l'école primaire, il faut qu'elles-mêmes l'aient reçu. Le corollaire de notre proposition est donc que des cours de médecine pratique soient faits par des médecins aux élèves des écoles normales de filles.

Nous avons vu récemment l'Administration faire appel à la fois aux médecins et aux instituteurs pour la lutte contre l'alcoolisme. C'est un de ces symptômes dont nous parlions plus haut qui indiquent qu'une réforme plus générale est possible, qu'elle est mûre.

L'enseignement que les jeunes filles pourraient recevoir à l'école primaire serait bien insuffisant, s'il n'était continué, après leur sortie de l'école, dans la longue période qui s'étend jusqu'au mariage.

Elles n'ont pas, comme les jeunes gens (elles ne devraient du

---

(1) Mon distingué confrère et ami, le Dr Courgey (d'Ivry), proposait récemment à la délégation cantonale dont il fait partie de placer dans chaque école une boîte de secours qui serait fort utile en cas d'accident et servirait, en outre, à d'utiles démonstrations pratiques. L'idée est excellente.

moins jamais avoir) d'instruction professionnelle à acquérir, elles n'ont pas non plus de service militaire à faire, leurs loisirs sont considérables. Il ne m'appartient pas d'analyser et encore moins de critiquer la façon dont elles les remplissent, mais certainement elles ne failliraient à aucune obligation sérieuse en consacrant à l'enseignement, que je préconise, quelques heures par semaine.

Pour cette seconde période d'enseignement, je crois ne pas exagérer le dévouement social des médecins en affirmant que l'on pourrait compter sur leur concours le plus actif.

Comment ! protesteront quelques personnes, les médecins vulgariseraient leur art, ils contribueraient eux-mêmes à rendre leur ministère moins souvent utile, ils travailleraient à diminuer leurs ressources ! Cela n'est pas possible. — Je réponds que cela est possible, puisque cela est.

Personne n'ignore que la France est couverte de comités fondés par les diverses sociétés de femmes ayant pour but de secourir les militaires blessés en cas de guerre et les civils dans les calamités publiques. Non seulement ces comités réunissent des fonds importants, préparent des ambulances, confectionnent des objets de pansement, mais ils ont organisé un enseignement médical.

Cet enseignement est donné par des médecins de bonne volonté et nulle part les professeurs n'ont fait défaut pour cette œuvre patriotique.

Une très généreuse inspiration a présidé à la naissance de ces Associations, mais le résultat dépasse de beaucoup le but et je trouve que l'on n'a pas assez souligné l'importance sociale de ce phénomène.

Ce n'est pas un fait banal que ces femmes de conditions diverses, le plus grand nombre mariées, réunies dans une commune pensée de prévoyance patriotique, suivant des cours de médecine, subissant des interrogatoires, passant des examens pour obtenir le titre d'ambulancières. La guerre, par les souvenirs qu'elle a laissés, par les craintes qu'elle éveille se montre encore une fois la dure et peut-être nécessaire initiatrice du progrès.

Il est bon de remarquer que l'enseignement dont je parle

ne se limite nullement, suivant l'idée primitive, aux soins chirurgicaux et médicaux à donner aux soldats malades. Les professeurs l'étendent à tout ce qui intéresse la famille ; les maladies de l'enfance et l'hygiène des vieillards n'en sont pas exclues. On peut lui faire précisément le reproche de n'être pas limité à un but précis, de contenir des parties inutiles au rôle de garde-malades.

Tel qu'il est, enseigné par les uns et étudié par les autres avec une persévérante bonne volonté, il est la démonstration la plus irréfutable qu'il n'y a rien d'utopique à vouloir faire entrer des notions de médecine pratique dans l'instruction de toutes les femmes, et que les professeurs ne manqueront pas.

Au reste, je suis absolument convaincu que la profession médicale n'a rien à perdre à cette vulgarisation, faite avec sincérité, conscience, clarté, et limitée à ce qui est possible et réellement utile. Ce serait une grande erreur de croire que le médecin est appelé plus souvent dans les milieux où règne l'ignorance.

C'est l'ignorance, au contraire, qui lui crée toute espèce de concurrences qui attentent encore plus à la santé publique qu'elles ne lèsent ses intérêts en restreignant son action.

Ce que le public sait le moins c'est discerner les compétences. Le médecin est le dernier consulté, après qu'on a épuisé les petites juridictions qui s'interposent entre le malade et lui.

Et d'abord, chacun est médecin, c'est un don de naissance, commun à tous les français, comme de savoir la politique. Quel est l'ami qui ne veut pas nous imposer la méthode qui lui a réussi ? Votre mal dont vous lui faites confidence, mais il l'a précisément éprouvé, il en sait le remède.

Quel est le marchand qui, en sus de ses offres de service professionnel, n'ajoute, s'il en a l'occasion, un bon avis médical ?

Votre journal ne vous suggestionne-t-il pas, tous les matins, jusqu'à ce que vous ayez acheté le précieux flacon qui vous infusera une force herculéenne ou dirigé vos pas vers un de ces instituts où, grâce à la complicité de la presse, s'édifient de scandaleuses fortunes escroquées à la bêtise publique?

Les sages-femmes apprennent à faire des accouchements et rien de plus. Toutes donnent des consultations pour des maladies dont on ne leur a pas appris le premier mot, etc.

Je ne parle pas des rebouteurs, sorciers, magnétiseurs, marchands de spécialités secrètes et de tous les guérisseurs qui trouvent des esprits crédules dans toutes les classes de la société et aussi bien à la ville qu'à la campagne.

Chaque région a ses préjugés et ses superstitions. La fortune, l'instruction même n'en exemptent pas les classes dirigeantes. La confiance en son médecin, quand on l'a judicieusement choisi, est une question de bon sens et le bon sens est aussi rare en haut qu'en bas de l'échelle sociale.

Toutes ces crédulités sont tôt ou tard punies, tous ces charlatanismes sont meurtriers. Énorme est le tribut d'ignorance que nous payons ainsi à la mort.

Malgré les imperfections de la médecine, que le progrès de la science atténue chaque jour du reste, le médecin représente dans la maladie la seule compétence réelle. Qu'il prenne partout le rôle d'éducateur dans la limite de son art, il agrandira sa sphère d'action et son autorité.

Dût-il résulter pour lui quelques inconvénients de cet apostolat, il aurait la conscience d'avoir rendu un service de plus à ses semblables et élevé sa profession à la hauteur qu'elle doit atteindre.

Pendant de longs siècles de tâtonnements l'art médical s'entourait de mystère et cachait par la solennité des formes le vide des doctrines. Aujourd'hui la science est plus réelle, elle a une base plus solide, des prévisions plus longues, elle n'a aucun intérêt à se soustraire aux curiosités, car elle reste extrêmement compliquée.

Je serais bien incomplet dans le développement de ma thèse, si je restais placé au seul point de vue de la mortalité à réduire. Certes, ce point de vue est d'une immense importance pour nous autres Français qui sommes à un de ces moments de cruelle anxiété où un peuple prend conscience de

la décadence de ses forces en présence de rivaux qui gran-
dissent.

Mais enfin, le nombre n'est pas tout. Si nous ne pouvons
être le nombre, tâchons du moins de ne pas déchoir en qua-
lité. Nous le devons à notre passé de gloire, à notre longue
hérédité de culture morale et intellectuelle.

Non seulement le nombre des unités qui forment l'espèce
doit s'augmenter, mais chaque unité peut accroître sa force,
sa capacité de travail et sa longévité.

Les mêmes causes qui font que nous mourons trop font
aussi que nous avons une moindre santé, une vieillesse plus
précoce. La réforme de l'hygiène, mais surtout de l'hygiène
dans la famille, celle qui ne saurait triompher sans la coopé-
ration de la femme, peut seule faire surgir une France nouvelle plus nette d'esprit, plus saine de corps.

Parmi les obstacles qui s'opposent au succès de cette réforme, il en est un dont je ne méconnais pas l'importance :
c'est l'imprévoyance particulière à notre race, son mépris de
la mort, le point d'honneur que nous mettons à ne pas pa-
raître la craindre. Une idée aura plus de chance de gagner
des adhésions généreuses et efficaces si elle paraît parfaitement
désintéressée, si elle fait appel aux instincts de protection et
de pitié que si elle se recommande de son utilité directe.

Nous avons vu les femmes françaises qui ne mettraient
peut-être pas grand zèle à étudier l'hygiène et la médecine
dans un intérêt personnel ou simplement familial, y être
entraînées par la perspective d'avoir à soigner des soldats
blessés. Nous adorons les sauveteurs et les sauvetages, mais
nous n'en sommes pas pour les précautions. Pour ne citer
qu'une œuvre à laquelle je rends hommage, du reste, nous
souscrirons plus volontiers à l'œuvre des enfants tuberculeux
que nous ne travaillerons aux réformes qui diminueraient le
nombre de ceux qui le deviennent. Notre sensibilité se dé-
pense volontiers à propos des condamnés ou des aliénés, mais
nous n'opposons aucun obstacle sérieux à l'alcoolisme qui
peuple les prisons et les asiles.

La réforme de l'éducation de la femme dans la mesure que
nous avons cherché à définir ne se recommande que par des

raisons de bon sens et d'intérêt public. Elle se fera, elle se fait déjà, mais elle risque de se faire trop tard, trop incomplètement, après les autres peuples. Nous sommes pourtant le peuple qui a le plus grand intérêt à la réaliser. Cette réforme consoliderait la famille qui tend à se dissocier, elle viendrait puissamment en aide à la lutte contre l'alcoolisme, elle préparerait la voie aux innombrables bienfaits d'une meilleure hygiène. Est-ce une illusion de croire que ce but est assez élevé pour attirer et grouper, sans distinction de partis, les cœurs de bonne volonté ?

Dr CANCALON.

Versailles. — Imp. Aubert.

www.ingramcontent.com/pod-product-compliance
Lightning Source LLC
LaVergne TN
LVHW021601170726
843501LV00010B/3807